AF250606

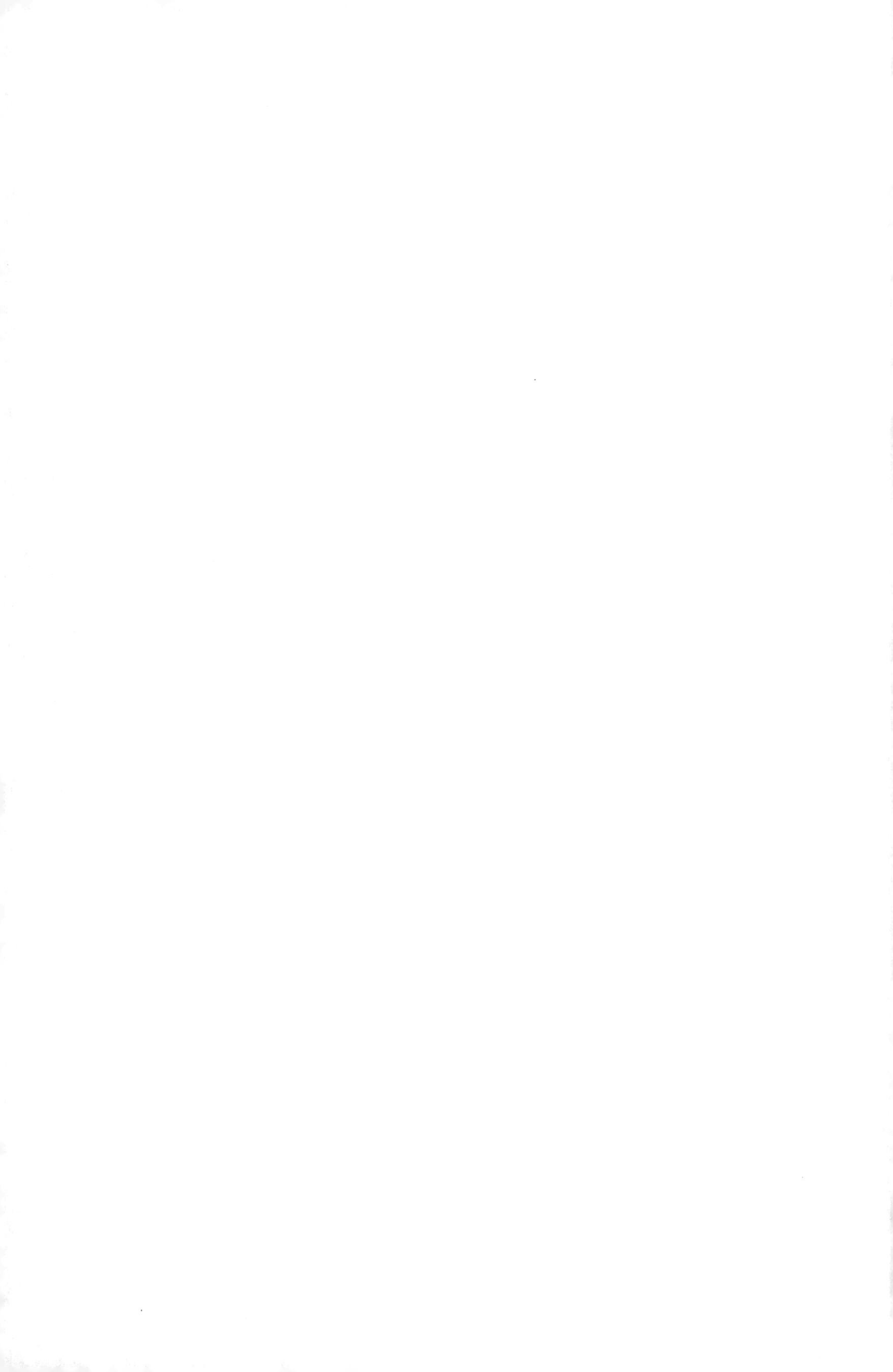

Conseil Départemental d'Hygiène

DE LA

LOIRE-INFÉRIEURE

# RÈGLEMENT

## SANITAIRE MUNICIPAL

applicable aux communes ou parties de communes rurales

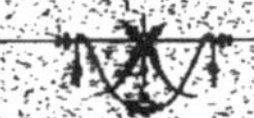

NANTES

Imprimerie C. Mellinet — Biroche et Dautais, Succ<sup>rs</sup>
5 — Place du Pilori — 5

1905

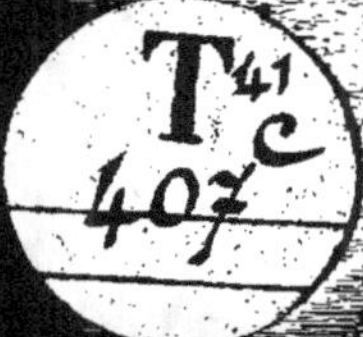

# Conseil Départemental d'Hygiène

## DE LA

## LOIRE-INFÉRIEURE

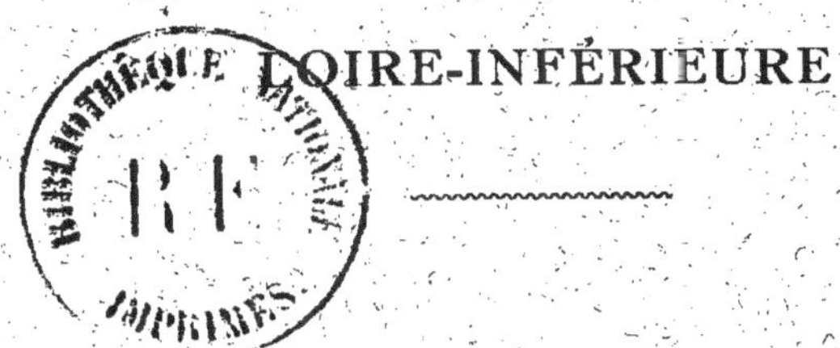

# RÈGLEMENT

## SANITAIRE MUNICIPAL

### applicable aux communes ou parties de communes rurales

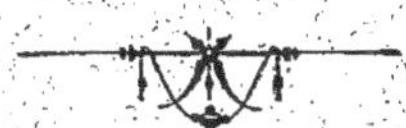

## NANTES

IMPRIMERIE C. MÉLLINET — BIROCHÉ ET DAUTAIS, Succrs

5 - Place du Pilori - 5

1905

# CONSEIL DÉPARTEMENTAL D'HYGIÈNE
## DE LA LOIRE-INFÉRIEURE

# RÈGLEMENT
## SANITAIRE MUNICIPAL

### applicable aux communes ou parties de communes rurales

### Habitations

ARTICLE PREMIER. — Dans les constructions neuves, les parois construites en pierre, brique ou bois seront enduites ou tout au moins badigeonnées à l'intérieur à la chaux.

ART. 2. — Le sol du rez-de-chaussée, s'il n'est pas établi sur caves, devra être surélevé de 30 centimètres au moins au-dessus du niveau extérieur.

### Cuisines

ART. 3. — La cuisine, pièce commune, doit être largement pourvue d'espace, d'air et de lumière.

Tout foyer de cuisine doit être placé sous une hotte munie d'un tuyau de fumée montant de 40 centimètres au moins au-dessus de la partie la plus élevée de la construction.

La cuisine sera munie d'un évier.

## Chambres à coucher

Art. 4. — Toute pièce servant à l'habitation de jour et de nuit sera bien éclairée et ventilée, elle sera haute au moins de 2m60, sous plafond et d'une capacité d'au moins 25 mètres cubes.

Les fenêtres ne mesureront pas moins d'un mètre et demi superficiel.

Art. 5. — Les cheminées et appareils quelconques de chauffage seront aménagés de façon à ce qu'il ne s'en dégage, à l'intérieur de l'habitation, ni fumée, ni gaz toxique, et seront pourvus de tuyaux de fumée, élevés de 40 centimètres au moins au-dessus du faîte de la maison.

Art. 6. — L'habitation de nuit est interdite dans les caves et sous-sols.

## Eaux d'alimentation

Art. 7. — Les sources seront captées soigneusement et couvertes.

Art. 8. — Les puits seront fermés à leur orifice ou garantis par une couverture surélevée. Leurs parois de pierre ou brique seront hourdées en mortier de chaux hydraulique ou de ciment.

Elles devront surmonter le sol de 50 centimètres au moins, et être couvertes d'une margelle en pierre dure.

Les puits seront protégés contre toute infiltration d'eaux superficielles, et notamment des eaux de lavage, par l'établissement d'une aire en maçonnerie imperméable, large d'environ 2 mètres, hermétiquement rejointe aux parois des puits et légèrement inclinée du centre vers la périphérie. Ils seront placés à une distance convenable des fosses à fumier et à purin, des mares et des fosses d'aisance, le plus loin possible et, autant que les pentes le permettront, au-dessus.

L'eau sera puisée à l'aide d'une pompe ou avec un seau qui restera constamment fixé à la chaîne.

Ils seront nettoyés ou comblés si l'autorité sanitaire le juge nécessaire.

Lorsqu'il existera dans la commune des maladies transmissibles par l'eau, spécialement la fièvre typoïde, la population devra être prévenue par le Maire du danger de se servir de l'eau des puits voisins des habitations contaminée et invitée à ne faire usage que d'eau bouillie.

Art. 9. — Les citernes destinées à recueillir l'eau de pluie seront étanches et voûtées. La voûte sera munie à son sommet d'une baie d'aérage ; on ne devra pratiquer aucune culture sur la voûte. Le niveau d'eau sera maintenu à une hauteur convenable par un trop-plein. Les citernes seront munies d'une pompe ou d'un robinet. Elles seront précédées d'un citerneau destiné à arrêter les corps étrangers, terre, gravier, etc.

Art. 10. — Le plomb est exclu des réservoirs destinés à l'eau potable.

### Ecuries et étables

Art. 11. — Les écuries et étables seront bien aérées. Leurs murs seront blanchis à la chaux.

### Pressoirs et cuvages

Art. 12. — Les pressoirs et cuvages seront bien éclairés et aérés.

### Fosses à fumier et à purin

Art. 13. — Les fosses à fumier et à purin seront placées à une distance convenable des habitations.

Les fosses à purin dont l'insalubrité serait constatée par la Commission sanitaire seront supprimées.

## Mares

Art. 14. — La création des mares ne peut se faire sans une autorisation spéciale.

Les mares et fossés à eau stagnante seront éloignés des habitations. Ils seront curés une fois par an ou comblés s'ils sont nuisibles à la santé publique. Il est défendu d'étaler les vases provenant de ce curage auprès des habitations.

## Routoirs

Art. 15. — Les routoirs agricoles ne seront jamais établis dans les abreuvoirs ou lavoirs. Ceux qui seraient une cause d'insalubrité pour les habitations seront supprimés.

## Vidanges, Gadoues, etc.

Art. 16. — Les dépôts de vidanges, gadoues, immondices, pailles, balles, feuilles sèches en putréfaction, marcs de raisin, sont interdits s'ils sont de nature à compromettre la santé publique.

Il est également interdit de déverser les vidanges dans les cours d'eau.

Art. 17. — Il est interdit de déverser des matières de vidanges et des eaux d'égout sur des champs où sont cultivés, à ras du sol, des légumes et des fruits destinés à être consommés crus.

## Cabinets et fosses d'aisance

Art. 18. — Les cabinets et fosses d'aisance seront établis à une distance convenable des sources, puits et citernes.

## Animaux morts

Art. 19. — Il est interdit de jeter des animaux morts dans les cours d'eau, mares, abreuvoirs, gouffres et bétoires ou de les enterrer au voisinage des habitations, des puits ou des abreuvoirs.

## Désinfection

Art. 20. — Il est interdit de déverser aucune déjection (crachats, matières fécales, matières vomies, etc.) provenant d'un malade atteint de maladie transmissible, sur le sol des voies publiques ou privées, des cours, des jardins, sur les fumiers et dans les cours d'eau.

Ces déjections, recueillies dans des vases spéciaux, seront enterrées profondément, mais seulement après avoir été désinfectées, par exemple à la chaux vive, ou par une solution de sulfate de cuivre (50 grammes de sulfate de cuivre par litre d'eau).

Art. 21. — Pendant toute la durée d'une maladie transmissible, les objets à usage personnel du malade et des personnes qui l'assistent, de même que tous les objets contaminés ou souillés, seront désinfectés.

Les linges et effets à usage, contaminés ou souillés, seront désinfectés avant d'être lavés et blanchis.

L'immersion, pendant un quart d'heure, des linges dans de la lessive bouillante constitue un bon procédé de désinfection.

Art. 22. — Les locaux occupés par le malade seront désinfectés après sa guérison ou son décès.

Art. 23. — Les enfants ne pourront être réadmis à l'école qu'après un avis favorable du médecin traitant ou du médecin inspecteur de l'école.

Nantes. — Imp. Mellinet. Place du Pilori, 5. — La Roche et Gaulais, Succⁿ.